AF395237

Publications du *Bulletin Médical*

INDEX CLINIQUE ET PRATIQUE
DES STATIONS THERMALES

AX

Par le Docteur DRESCH

Médecin consultant

Lauréat de l'Académie de médecine

PARIS
J.-B. BAILLIÈRE et Fils
LIBRAIRES–ÉDITEURS
19, rue Hautefeuille, 19.

FOIX
GADRAT Aîné
LIBRAIRE–ÉDITEUR
22, rue de la Bistour, 22.

1900

Publications du *Bulletin Médical*

INDEX CLINIQUE ET PRATIQUE

DES STATIONS THERMALES

A X

Par le Docteur DRESCH

Médecin consultant

Lauréat de l'Académie de médecine

PARIS
J.-B. BAILLIÈRE et Fils
LIBRAIRES-ÉDITEURS
19, rue Hautefeuille, 19.

FOIX
GADRAT Aîné
LIBRAIRE-ÉDITEUR
22, rue de la Bistour, 22.

1900

Publications du *Bulletin Médical*

INDEX CLINIQUE ET PRATIQUE

DES STATIONS THERMALES

A X

La station d'Ax comprend quatre établissements de bains alimentés par une cinquantaine de sources, dont quelques-unes fort abondantes.

Etablissements. — Ces sources sont divisées en trois groupes. Le groupe du *Couloubret* alimente le plus ancien établissement, complètement réédifié en 1867. Le groupe central, *du Breilh*, fournit ses eaux à deux autres : *Sicre, du Breilh*, construit en 1819, remanié plusieurs fois depuis lors, et le *Modèle* livré au public en 1867. Enfin le groupe de la rivière d'*Orlu* dont plusieurs naissants émergent en plein torrent, dessert l'établissement le plus important, le **Teich**. Rebâti et agrandi plusieurs fois depuis le commencement du siècle, on vient de le reconstruire complètement à neuf, avec un outillage balnéothérapique aussi considérable que perfectionné.

Sources. — 80 sources, plus de deux millions de

litres d'eau thermale, tel est pour le moment, le bilan de la station. 50 sources sont utilisées ; les autres coulent librement et à pleins tuyaux sur la voie publique. Employées jadis industriellement au dégraissage et au blanchîment des laines brutes, elles servent aujourd'hui à tous les usages domestiques et, en particulier, à faire un pain aussi blanc que savoureux.

La thermalité des eaux d'Ax varie de 18 à 77°5 ; par leur minéralisation, elles appartiennent à la classe des eaux sulfureuses ; la quantité de monosulfure de sodium va de 0 à 0,0287. Quand on le voudra, on aura d'autres sources et l'on augmentera sensiblement le débit de certaines autres, déjà fort abondantes. Les deux sources les plus employées et les plus sulfureuses, fournissent tout près de 440.000 litres par vingt-quatre heures, juste le double de toutes les sources réunies de Barèges. Une des plus chaudes, à 75°, alimente abondamment une très ancienne piscine qui porte le nom significatif de *Bassin des Ladres*. Elle fut édifiée sous Saint-Louis, en même temps que l'hôpital qui est à côté et peut recevoir 120 malades. Cette piscine ne sert plus qu'à blanchir merveilleusement le linge.

C'est l'abondance extrême des eaux, c'est leur calorique intense, deux faits aussi visibles que palpables qui font la confiance du public dans les eaux d'Ax, pour lesquelles nulle publicité n'a jamais été tentée. Un troisième caractère est surtout apprécié par le médecin, dont le rôle est, d'ailleurs, ainsi plus difficile, c'est la très grande variété d'action des sources. Non seulement, l'action varie du plus au moins, mais encore diffère totalement.

Il y a bien longtemps qu'on parle de la *gamme* des eaux d'Ax. On peut affirmer que c'est un clavier à registres divers. Cette variété d'action provient, en grande partie, des aptitudes multiples de transformation du principe sulfureux, de sa fixité plus où moins considérable, de son altérabilité plus ou moins vive. Ces particularités doivent être rattachées à la présence de tels ou tels autres principes modificateurs, sans conteste, de la *crase* primitive : sources adventices non ascendantes, matières organiques, sulfobactéries, principes alcalins, siliceux, gazeux. Nous allons entrer dans quelques détails pour compléter cet aperçu.

Au **Couloubret**, le groupe des eaux, d'ailleurs très varié, se caractérise par une thermalité moindre, par la richesse des principes alcalins et la matière organique. Nous avons là non seulement la note la plus atténuée de la médication sulfureuse, mais encore des eaux simplement alcalines, sulfatées, ferrugineuses, à action franchement sédative.

Le groupe central du **Breilh** se fait remarquer par des eaux hyperthermales, sulfurées fortes à désulfuration très rapide, et de plus très silicatées. La plus importante par son abondance (288.000 litres) et par sa sulfuration (0. 0287), la *Grosse sulfureuse* est la plus riche de la chaîne des Pyrénées en hyposulfite.

Olette ne vient qu'après (Garrigou). Les silicates, qui s'élèvent à 37 gr. par bains de 3 hectolitres, la transformation du principe sulfureux en hyposulfite, indiquent assez les qualités éliminatrices, altérantes, dépuratives de cette source qui donne des bains différents, suivant qu'on les administre avec l'eau refroidie, *illico,* dans un serpentin ou bien, avec l'eau refoulée dans des cuves où elle se refroidit, s'aère, se désulfure, en se chargeant davantage d'hyposulfite et d'hydrogène sulfuré.

Au même groupe central appartient une des buvettes les plus appréciées de la station, la *Petite sulfureuse*, petite par le débit, forte par sa sulfuration (0,0228); Cette sulfuration la met à côté de la *Raillère* et de la source *Vieille* des Eaux-Bonnes. Depuis longtemps nous insistons sur ses qualités eupeptiques et trophiques qui rappellent celles que l'on accorde, à si juste raison, à *Mauhourat* et à la *Raillère*.

Au **Teich**, nous avons à signaler la source hyperthermale (74°) *Viguerie*, appelée longtemps source *à Bouillons*, car elle ressemble absolument, dans son bassin de captage, aux sources gazeuses du plateau central. Cette source ne donne pas moins de 151.000 litres par jour et donnera le double quand on voudra. Sulfureuse forte (0.0227), elle est remarquable, à l'encontre des autres sources, par la fixité de son principe sulfureux. C'est le bain reconnu par Filhol et Garrigou comme le plus sulfureux de la chaîne et surtout comme le plus *uniformément sulfureux*. C'est à la présence de l'azote qu'il faut attribuer la fixité du principe sulfureux. En outre, l'azote tempère la vivacité d'action de cette eau, d'autant plus énergique que l'alcalinité est faible et que la matière organique est absente. Ce dernier détail, joint à celui d'un potentiel électrique considérable, dénote une migration plus directe, une intégrité plus parfaite et aussi une activité thérapeutique avec laquelle il faut savoir compter. Ax a passé pour être la station la plus excitante de la chaîne. C'est vrai pour quelques sources, mais, à côté, des sources douces permettent de calmer l'orage qu'on a suscité d'une manière plus ou moins opportune.

A propos de la source *Viguerie* disons, une fois pour toutes, qu'à Ax on donne toujours les bains avec l'eau minérale pure d'une seule source. Il est impossible de faire différemment, de par la disposition même de l'outillage. On est ainsi certain d'avoir, tous les jours, à température égale, un bain toujours le même. La température est obtenue, bien simplement, par le passage dans un serpentin, immergé dans une eau courante aussi abondante que fraîche ($14°$), d'une partie de l'eau hyperthermale ($74°$). L'eau chaude est immédiatement ramenée à $22°$. La température prescrite pour chaque bain est donnée par l'eau minérale qui vient directement du bassin de captage. Il n'y a point de réservoirs. Moins de trois minutes suffisent à donner un nouveau bain Viguerie. L'eau inutilisée passe directement dans le torrent qui coule à côté.

Suivant les cas, particulièrement dans la scrofule et le lymphatisme, nous combinons le bain *Viguerie* avec la médication chlorurée sodique, par l'adjonction de sels de Salies et d'eaux-mères. Comme on l'a dit, nous donnons de véritables bains de mer en montagne.

Une des caractéristiques de plusieurs sources du **Teich** est leur richesse en hydrogène sulfuré, ce qui place la station à côté de Luchon, à un degré inférieur toutefois. On a profité de cet avantage pour installer au **Teich** la salle de *humage* et les salles, communes ou particulières, de douches pulvérisées, pharyngiennes, nasales et autres, de douches loca-

les mobiles, d'irrigations de toutes sortes, sans parler des douches locales administrées dans les baignoires. Les grandes douches sont également données avec des eaux sulphydriquées. Ces installations, très complètes et neuves, sont à la hauteur de toutes les exigences.

La douche ascendante fort bien installée, est très en faveur auprès des nombreux arthritiques, pléthoriques abdominaux qui fréquentent la station. Elle est alimentée par l'eau *bleue*, que l'on utilise également en bains et comme buvette ; on en abuse même comme eau de table, bien que refroidie, elle perde les qualités vraiment *eupeptiques* qu'elle possède. L'eau *bleue* constitue un moyen sérieux d'atténuation de la diathèse arthritique et même de l'arthritisme gouteux, ce qui est, peut-on dire, spécial à Ax, dans la chaîne des Pyrénées.

Cette eau est *originellement* désulfurée, c'est un des types de nos sources. Elle sort du rocher contre lequel le **Teich** est adossé, par plusieurs naissants (40 à 46°) à peine à 50 mètres de *Viguerie* qui, lui, naît presque entièrement dans la rivière avec une température de 74° ! Elle émerge de la roche, parfaitement limpide. C'est le conflit d'un air confiné avec une lymphe minérale d'une aptitude particulière, qui, sans tour de main, provoque le bleuissement. Il n'a nul besoin pour être constaté d'un peu de bonne volonté. On peut se rendre compte dans le réservoir que, suivant les conditions atmosphériques, l'eau *bleue* arrive à ressembler à une solution d'indigo. La source *Hardy*, celle-ci hyperthermale à 66°, sulfureuse forte à désulfuration très rapide, bleuit également et devient aussi bleue que l'*eau mélangée avec du lait* (Garrigou).

Dans deux autres sections de bains, sulfureux, hyperthermaux, à désulfuration rapide, se produit *naturellement*, plus ou moins, suivant des conditions que nous ignorons, le phénomène évident du blanchîment. C'est probablement à cause de cette manifestation que l'un de ces bains est appelé *Mystère* ; l'autre est simplement appelé *Fontan*. Ce nom Luchonnais rappelle que dans la célèbre station des Pyrénées centrales, on a su tirer un grand profit d'une modalité particulière, mise en valeur par un artifice connu.

Bleue ou blanche, notre eau, très siliceuse, se charge, en émergeant, de silicate de soude, grace à la seule mise en liberté de la soude, par la décomposition du sulfure en soufre libre et hydrogène sulfuré. C'est ce soufre libre qui bleuit l'eau, à moins d'admettre que ce bleuissement est dû à une évolution de microbes *chromogènes*. On sait, en effet, que dès qu'une eau sulfureuse prend contact avec l'air, le principe sulfureux s'amoindrit et s'altère ; en même temps, se développe la matière organique avec le phénomène connexe de l'évolution microbienne. On peut dire que les réactions qui interviennent sont fonction de microbes, spécialement pour le dégagement de HS. Les sulfobactéries communiquent à l'eau des qualités *eupeptiques* qui permettent d'utiliser leurs propriétés *trophiques* originelles. L'eau *Viguerie*, azotée, à principe sulfureux d'une fixité remarquable, peu alcaline, sans matière organique et sans microbes, ne peut guère se prendre que coupée. Pure, elle est d'une digestion difficile.

Outillage thermal. — L'outillage balnéothérapique est très complet et très considérable, en rapport avec quinze sections de bains et une vingtaine de buvettes. La boisson fait, presque toujours, partie du traitement et, d'un autre côté, bien peu de malades limitent leur cure à la simple buvette. Les bains aident et disposent le corps à recevoir la bonne impression des eaux prises intérieurement. Nous disposons de 150 baignoires, 18 douches à pression de 5 à 6 mètres, dites *Tivoli* et que l'on administre plus ou moins prolongées et hyperthermales sur les localisations qui réclament ce mode de traitement ; elles sont prises avant ou après le bain et même isolément. Nous avons 10 grandes salles de douches à pression de 12 à 14 mètres. Une pression plus forte est jugée inutile. Deux salles nouvelles de gargarismes viennent de compléter une installation qui répond à tous les besoins en fait de douches pulvérisées, et d'irrigations locales dans les salles communes ou d'isolement. Plusieurs sections de bains sont pourvues de douches locales, d'une pression de 1 à 4 mètres. Enfin, le massage est de plus en plus en honneur dans la station et pratiqué par des professionnels sur les indications des médecins.

Contre-indications. — Avec ce que nous avons dit sur la très grande variété des eaux d'Ax on peut déjà comprendre combien peut être allongé le chapitre des indications et réduit celui des contre-indications formelles. Certaines eaux sont diurétiques, éliminatrices, d'autres condensent et suracidifient les urines ; suivant le mode de traitement nous abaissons ou nous relevons la tension artérielle, le pouls est précipité ou ralenti. A côté de sources très actives, nous avons des eaux complètement *inermes*. Tout dépendant d'une juste mesure dans l'application,

nous sommes en droit de dire que, comme contre-
indications absolues, il n'y a que celles communes à
toutes cures thermales. Néanmoins les cardiopathies
artérielles, les cardiaques valvulaires, mal compen-
sés, les angines de poitrine, même considérées comme
fausses, les albuminuriques quels qu'ils soient, les
asthmatiques, à l'exception de l'asthme infantile,
devront être l'objet d'une exclusion à peu près for-
melle. Autant les accidents de tuberculoses périphé-
riques sont soignés avec succès à Ax, autant la
forme pulmonaire y est rarement observée. Nous
estimons cependant que, avec ou sans cure d'eaux,
la cure d'air des phtisiques peut être poursuivie,
pendant plusieurs mois, et avec succès. L'altitude
de 720 mètres, un climat tonique et non excitant,
l'absence de vents, de poussières et de brouillards,
la rareté des orages, une végétation aussi variée que
puissante, tout cela constitue de bonnes conditions,
pour établir, dans certaines maisons isolées, bien
exposées, entourées de jardins, ce que l'on est convenu
d'appeler le *home sanatorium*, qui est le sanatorium
de l'avenir. Disons à ce propos que, tous les ans,
des *poitrinaires* de la région viennent faire une cure,
d'ailleurs courte, pour user et abuser de certaine
buvette coulant sur la voie publique et d'un usage
aussi traditionnel qu'immémorial.

Sans approuver une telle pratique, je dois dire
que les accidents sont rares et, en particulier, les
hémoptysies. Les propriétés béchiques de certaines
de nos buvettes sont indéniables ; quant à l'action
anticatarrhale elle est, comme on sait, commune à
toutes les eaux sulfureuses.

Indications. — Bien que nous ayons la prétention

de croire que les eaux sulfureuses agissent antidiathésiquement, qu'elles sont essentiellement trophiques et antidyscrasiques, qu'elles sont antitoxiques
et antitoxiniennes, il est convenu qu'elles s'appliquent plutôt à la forme qu'au fond et que leur action
s'exerce surtout sur les parties accessibles et les organes de la périphérie. C'est assez d'ailleurs pour
nous donner un cadre d'application fort important.
La peau et une notable portion de muqueuses nous
appartiennent et, en outre, les quatre membres, avec
leurs jointures, leurs muscles, leurs tendons et leurs
circulation, veineuse principalement.

Le rhumatisme, avec tous ses genres et ses innombrables modalités, toutes les *douleurs*, qu'elles soient
articulaires, tendineuses ou musculaires ; les névralgies, les algies, les topoalgies trouvent, le plus souvent, dans les eaux d'Ax, une médication souvent
héroïque que l'on vient chercher de très loin, après
des cures précédentes dans les stations les plus fameuses. Nous pouvons affirmer que le succès tient
davantage à la qualité des eaux qu'aux procédés et
que, en particulier, ainsi qu'il nous serait très facile
de le faire, nous ne poussons jamais très loin la température de nos bains ou de nos douches. Cette cure
de *douleurs* que l'on vient subir spécialement aux
eaux d'Ax doit être poussée même avec quelques
ménagements, si l'on veut éviter les accidents protéiformes de la *poussée thermale,* poussée mal appréciée par le client, que nous rapportons à une crise
aiguë d'auto-intoxication et qu'il y a moyen de *canaliser* en favorisant des éliminations successives au
lieu de risquer de provoquer des décharges trop
brutales. Il ne faut pas confondre ces accidents spé-

ciaux aux arthritiques avec les poussées locales des scrofuleux, poussées que nous sommes obligés de provoquer ou de subir pour obtenir le maximum d'effet curatif.

Le rhumatisme chronique déformant, les amyotrophies, les hydarthroses, le rhumatisme blennoragique, les suites immédiates ou éloignées de traumatismes, les fractures avec ou sans retentissements sur les jointures, les muscles et les tendons, les raideurs articulaires, le rhumatisme veineux, les phlébites et la séquelle de leurs accidents consécutifs, trouvent à Ax de nombreux éléments de cures variées, plus ou moins définitives, en rapport avec des processus si différents.

Nous traitons également avec succès les dermatoses, à l'unique condition qu'elles soient passées à la chronicité. L'eczéma, les formes humides comme les sèches, les prurigineuses, les lichénifiées comme les squameuses et les hyperkératosiques, guérissent ici comme ailleurs avec toutes les réserves qu'il faut savoir faire en la matière et la prudence dont le médecin d'eaux minérales ne doit pas se départir. Les états séborréiques, l'acné, la pelade, la furonculose, l'impetigo sont également l'objet de cures fréquentes, également les ulcères variqueux. Certains psoriasis, même très étendus, traités concurremment par nos eaux et des topiques appropriés ont été, fort souvent, *très* avantageusement *modifiés* et *blanchis*.

Les affections des muqueuses accessibles trouvent tous les modes de traitements nécessaires ; le coryza, les rhinites hypertrophiques, les queues de cornets, les maladies du cavum, les végétations adénoïdes, justifiables d'une opération ou déjà opérées, les pha-

ryngites sèches ou catarrhales, les angines, les laryn-
gites chroniques spécifiques ou arthritiques, toutes
ces modalités diverses d'arthritisme ou de lympho-
scrofule, sans parler même de syphilis, font partie du
contingent des maladies traitées avec succès.

Après le rhumatisme, les manifestations de la
scrofule dont nous n'avons pas parlé, trouvent,
comme à Barèges, un judicieux emploi du temps
qu'on veut bien nous accorder et l'adjonction de sels
de Salies et d'eaux-mères à nos bains sulfureux les
plus forts, les plus électrogènes, augmente la somme
de nos succès. Il y a des siècles que les écrouelleux,
que les enganachés de tumeurs scrofuleuses, que les
vieilles caries avec fistules et suppurations viennent
à Ax chercher le bien qu'une cure de vingt jours peut
faire à l'état local et général. J'ajoute que des anémi-
ques que, le fer n'avait jusqu'alors pu modifier, sont
amendés, quelquefois définitivement, et que le fer,
qui ne faisait plus rien, agit alors à merveille chez
certains autres.

Enfin, nous réclamons, comme beaucoup d'autres
stations, le traitement des syphilitiques. Seulement,
à l'encontre de la plupart des médecins d'eaux sulfureuses, nous préférons, quand cela est possible, ce
ce que nous avons appelé la *cure intercalaire*, au traitement mixte par soufre et mercure. Nous préten-
dons que le bénéfice est bien plus considérable, quand
le syphilisé vient subir la cure thermale après une
mercurialisation momentanée, suffisante. L'argu-
ment que le mercure est mieux supporté pendant le
traitement sulfureux ne nous touche guère. Les *cures
intercalaires* doivent commencer dès la période
secondaire, aussitôt après le traitement par Hg.

Elles doivent être poursuivies, tous les ans, aussi longtemps que la médication spécifique. C'est le plus sûr moyen d'atténuer ou supprimer le tertiarisme.

En terminant, disons que le **Couloubret** attire, tous les ans, des *utérines*. Les métrites chroniques, la leucorrhée, l'endométrite, la névralgie ovarienne, la dysménorrhée, tel est le contingent habituel. N'oublions pas la chorée dont nous soignons avec succès, plusieurs cas, à chaque saison et la blennorrhée pour laquelle nous avons des buvettes silicatées et hyposulfitées, à action très appréciée.

Enfin, l'Ariège, pays pauvre, fournit à l'exportation et aux colonies un contingent aussi nombreux que prospère. Ces coloniaux viennent à Ax se retremper et se désintoxiquer. J'ajoute que beaucoup ont été, au préalable, à Vichy, soigner leur *hépatisme*.

Les intoxications professionnelles, quelles qu'elles soient, trouvent dans le traitement sulfureux d'Ax, la plus sûre et la plus inoffensive des médications.

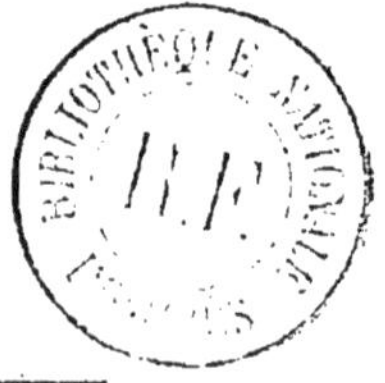

Foix. — Imprimerie Gadrat aîné. 6017.

DU MÊME AUTEUR

Des kystes du vagin, 1872. Thèse inaug.

Les injections sous-cutanées d'eau distillée ou d'eau pure.
Union médicale, 1875.

Affaire François Toulza, dit Rapala. Réfutation des rapports affirmatifs du D' Bergeron. O. Doin, 1877.

Salicylate de soude dans la chorée. *Bulletin de thérapeutique*, 1879.

Constitution médicale de l'arrondissement de Foix, Passim. *Moniteur de la polyclinique*, 1881, 1884.

Moyen simple d'arrêter le hoquet. *Bulletin de thérapeutique*, 1888.

La grotte du Mas-d'Azil et l'industrie préhistorique. Foix, 1888.

La première œuvre de Lakanal : Organisation du museum national d'histoire naturelle. *Bull. de la Soc. Ariégeoise*, VI° vol.

Pansements et antisepsie. Conférence faite à l'Association des Dames françaises. Foix, 1888.

De la Chorée et de son traitement. O. Doin, 1890.

De l'emploi des Eaux Sulfureuses dans le traitement normal de la Syphilis. Paris, Société d'éditions scientifiques, 1893. (Mémoire récompensé par l'Académie de Médecine).

De l'origine des Eaux thermales, envisagée principalement pour le groupe des Eaux sulfureuses. *Ax-Thermal* (1894).

Aperçu synthétique sur la station d'Ax, son outillage thermal, ses applications thérapeutiques (Archives générales d'hydrologie, 1897). (Récompensé par l'Académie de Médecine, médaille d'argent).

La fièvre thermale. Paris, Société d'Éditions scientifiques, 1897.

De l'hydrothérapie dans ses applications aux stations thermales. *Ax-Thermal* (1896-97).

Pathogénie et traitement de la Chorée. Paris, Ch. Schlaeber, 1898.

Des cures intercalaires de la Syphilis aux Eaux sulfureuses. Paris, J.-B. Baillière, 1899.

Clinique médicale des Eaux d'Ax. *Ax-Thermal* (1889-1900). Pour paraître prochainement 1ᵉʳ fascicule.

Traité complet des Eaux d'Ax, accompagné de gravures, 3° édition, revue et augmentée, 1900. Paris, J.-B. Baillière et fils ; Foix, Gadrat aîné. Prix : 1 fr. 50.

Foix. — Imprimerie Gadrat aîné, rue La Bistour.

www.ingramcontent.com/pod-product-compliance
Ingram Content Group UK Ltd.
Pitfield, Milton Keynes, MK11 3LW, UK
UKHW021052120726
13693UKWH00006B/2586